LES

VÉTÉRINAIRES ET L'AGRICULTURE

Par M. F. QUIVOGNE,

VÉTÉRINAIRE A OULLINS (PRÈS LYON).

LES
VÉTÉRINAIRES ET L'AGRICULTURE

PAR

M. F. QUIVOGNE
VÉTÉRINAIRE A OULLINS (PRÈS LYON)

Depuis longtemps on est à la recherche des meilleurs moyens à employer pour arriver à la réalisation des progrès dont l'agriculture a besoin et qui, tous les jours, se font sentir avec plus d'intensité.

Tous les projets formulés ou mis à exécution, pour obtenir ce résultat important, ont eu pour point de départ et pour but principal : l'*Instruction agricole du cultivateur*. Car ce n'est qu'à cette condition, tout le monde le comprend, que le progrès agricole sera possible et que l'agriculteur saura et pourra profiter des découvertes qui ont lieu chaque jour dans les sciences et les arts auxquels l'agiculture emprunte ses principaux éléments de force et de vitalité.

L'histoire des peuples nous prouve que l'abandon de l'agriculture a toujours été un symptôme précurseur de la décadence des empires et de la ruine des nations. Aussi, a-t-on vu tous les gouvernements qui se sont succédé en

France, surtout depuis le commencement de ce siècle, s'appliquer à faire progresser l'agriculture de laquelle ils tiennent, tous, la plus grande partie de leur puissance, de leur force et même de leur gloire. On a donc créé, dans ce but, des comices agricoles, des concours, des exhibitions où se trouvent réunis tous les produits de l'agriculture et auxquels sont conviés tous les agriculteurs qui savent que des récompenses attendent là les plus méritants. Des publications agricoles mensuelles, bi-mensuelles, hebdomadaires, même quotidiennes, sont mises à la disposition du cultivateur, et lui fournissent, moyennant une somme accessible aux plus chétives escarcelles, tous les éléments nécessaires à son instruction agricole. Des établissements spéciaux (les écoles d'agriculture) ont été créés et ouverts à tous ceux qui désirent s'instruire des choses agronomiques.

Et, cependant, tous ces moyens puissants combinés et mis en jeu avec insistance, n'ont été, jusqu'à présent, qu'un stimulus insuffisant pour faire marcher la grande majorité des agriculteurs sur les routes nouvelles qui leur sont ouvertes. La munificence du gouvernement n'a, souvent, pas plus de prise sur l'atonie et l'indifférence du campagnard, que la prose de nos écrivains spéciaux sur la triple cuirasse d'ignorance, de routine et de préjugés qui revêt malheureusement encore l'esprit d'un trop grand nombre de cultivateurs. Pour ce qui concerne les écoles d'agriculture, je laisse à de plus compétents le soin de répondre à la question de savoir : si ces établissements ont jamais produit ou produisent encore aujourd'hui pour l'agriculture, un bien qui soit une compensation suffisante, seulement, d'une partie des sacrifices que l'État s'impose pour elles.

En face de pareils résultats, et dans un siècle comme le nôtre, où chaque jour voit éclore de nouvelles découvertes et se réaliser d'importants progrès dans les sciences, les arts et l'industrie, l'imagination de nos novateurs modernes ne pouvait pas rester inactive, nous ne dirons pas devant le *statu quo*, mais devant cette lenteur choquante qui accompagne les progrès en agriculture. Aussi, a-t-on proposé d'exploiter un autre terrain pour arriver à la solution de la question.

On a pensé aux vétérinaires.

On a dit que les rapports qui existent entre les vétérinaires et les agriculteurs sont trop puissants et trop intimes, pour ne pas faire sentir que les vétérinaires doivent être les *agents actifs*, pour ainsi dire *nés,* du progrès agricole.

Une fois cette idée émise, écrite, propagée sous différentes formes et professée dans certaines circonstances avec un talent incontestable, elle ne pouvait manquer de fixer l'attention de ceux que cette question intéresse et de trouver des prosélytes parmi ceux, surtout, dont elle semble caresser les aspirations et favoriser les intérêts.

C'est précisément cette idée que je viens combattre aujourd'hui, en essayant de prouver qu'une pareille alliance serait *la décadence et la ruine de la médecine vétérinaire* en même temps qu'*un moyen tout à fait insuffisant* pour arriver à la solution du problème relatif au progrès agricole.

Sans être les contempteurs du progrès agricole, il est du devoir des vétérinaires de protéger et de défendre la science qu'ils pratiquent contre toutes les combinaisons ou les attaques qui pourraient en atténuer l'importance et la force.

C'est dans ce but, seul, que je livre à mes confrères les appréciations qui vont suivre.

Dans un moment où nous cherchons à nous rallier sous une même bannière, il est permis à toutes les voix de s'élever pour la défense de la cause commune. Si la mienne est trop faible pour raffermir davantage le drapeau de la science qui pourrait chanceler dans quelques mains, je n'en aurai pas moins la satisfaction du *devoir accompli*.

I

Parmi les personnes qui réclament l'alliance de la vétérinaire et de l'agriculture, nous n'avons vu, jusqu'à présent, qu'un petit nombre d'agriculteurs qui, malgré tous leurs talents et l'excellence de leurs intentions, sont dans l'impossibilité à peu près complète de savoir ce qu'est et ce que doit être la médecine vétérinaire, puis, un nombre plus petit encore de vétérinaires qui, sauf quelques rares exceptions, ne savent pas grand'chose en agriculture.

Les premiers ne proposant cette fusion que dans un but exclusivement agricole, ne se préoccupent que fort peu ou pas du tout de ce qu'il adviendrait pour la médecine vétérinaire dans cette circonstance. Les seconds, au contraire, ne préconisent le même système qu'en vue, soi disant, d'améliorer la position des vétérinaires et de favoriser leurs intérêts professionnels.

Comme on le voit, s'il y a unité de vues dans le plan d'exécution, il y a une dissidence assez marquée dans les résultats demandés.

Il est incontestable et incontesté, sans doute, que, pour devenir un agriculteur modèle, typique et capable d'instruire le cultivateur, le vétérinaire aura besoin d'être initié lui-même aux secrets, je ne dirai pas de la *science*, mais de l'*industrie agricole.*

Quel que soit le point de vue auquel on se place, il faudra nécessairement, pour obtenir ce résultat, faire marcher de front les études agricoles et les études médicales. Et pour que cette combinaison puisse avoir lieu, il faudra nécessairement aussi scinder ou agrandir le programme des études vétérinaires. C'est dans le but de tourner ce premier obstacle que mes adversaires ont proposé de créer des *écoles préparatoires* ou *complémentaires* destinées soit à jeter la première ébauche du futur agriculteur, soit à poser le dernier vernis sur l'œuvre commencée dans une école vétérinaire.

Que les Écoles vétérinaires soient le point de départ ou le couronnement des études agricoles du nouvel *hybride* désigné sous le nom de *vétérinaire agriculteur*, il n'en sera pas moins indispensable d'annexer aux études médicales tout ce qui aura trait aux études agricoles.

Eh bien, alors, de deux choses l'une : ou la durée des études sera augmentée ; ou bien les études agricoles prendront la place de quelques-unes des sciences qui sont actuellement enseignées dans nos écoles.

Dans le premier cas, en dehors de l'intérêt des familles qui se trouverait lésé, on tiendrait incontestablement éloignés de nos écoles tous les jeunes gens qui ne ressentiraient aucune tendance pour l'apostolat qui nous est proposé. Dans le second cas, il nous est impossible de comprendre au détriment de quelle science on pourrait intercaler dans les études tout ce qui aurait rapport à l'agriculture.

Mais les études médicales vétérinaires sont tellement nombreuses et suivies que les quatre années qui en constituent le cycle règlementaire sont souvent insuffisantes, et à plus forte raison indispensables, pour arriver à la connaissance, non pas exacte, mais superficielle des sciences exigées pour l'obtention d'un simple diplôme de vétérinaire.

Les prôneurs du système que je combats, trouveraient-ils que l'on consacre trop de temps à l'étude de l'anatomie descriptive et générale ? Prétendraient-ils que les connaissances physiologiques du vétérinaire ne laissent rien à désirer en quittant les bancs de l'amphithéâtre, et qu'il n'a plus rien à apprendre en pathologie, en thérapeutique, en chirurgie, etc., etc., lorsqu'il est possesseur du parchemin dûment légalisé ? Je ne le crois pas : lors même qu'ils se donneraient comme preuve à l'appui de ces assertions.

D'ailleurs, tous les vétérinaires savent ce qu'il en est à ce sujet, et nous n'ignorons pas, tous, tant que nous sommes, combien était chétif le bagage secientifique dont nous étions possesseurs en franchissant le seuil de l'École pour la dernière fois. Nous savons aussi tout ce qu'il nous faut de travail assidu, de veilles et de labeurs, sinon pour conserver intact le peu que nous avons appris, de moins pour recueillir, durant toute notre carrière, quelques épis capables de grossir la gerbe qui nous appartient.

Le fardeau n'est-il pas trop lourd pour quelques élèves?.... Cependant, vous l'augmentez encore!

La médecine vétérinaire n'est-elle pas d'une utilité incontestable, inaliénable? N'est-elle pas assez vaste, assez importante, pour avoir une vie à elle et pour nécessiter les soius assidus et exclusifs de ceux qui se livrent à son étude? N'y a-t-il donc plus rien à faire pour son avenir scientifique? Si, si, mille fois!

Et, cependant, en y adjoignant l'agrieulture, vous tronquez des études que la force des choses rend déjà insuffisantes ; vous les rendez incomplètes, imparfaites (autant vaut dire nuisibles à l'avenir scientifique et à la considération professionnelle des vétérinaires).

Vous disséquez, vous amputez, vous tuez, en un mot, un corps plein de vie et d'avenir! Et cela pour en faire un squelette informe qui ne ressemble plus à rien!

Si encore un pareil sacrifice tournait au profit du jeune agriculteur pour lequel il est consommé, et assurait les espérances que l'on fonde sur lui? Mais non! le simple bon sens fait comprendre que ses connaissances agronomiques seront aussi incomplètes et insuffisantes que ses connaissances médicales.

On ne peut pas faire, rationnellement, *un peu* d'agriculture et *un peu* de médecine, surtout lorsqu'il s'agit de créer un personnage destiné à régénérer les campagnes, par la seule puissance de son savoir. Il n'est pas possible de sortir de cette triste alternative.

On ne produira donc que des rudiments d'agriculteurs ! que des *eunuques scientifiques* ! et le jeune homme qui sortira d'une pareille école ne sera plus que l'ombre du vétérinaire et la parodie bouffonne de l'agriculteur.

II.

Les quelques considérations qui précèdent suffiront, je l'espère du moins, pour faire sentir quelles graves perturbations apporterait, dans les études médicales, l'adjonction des études agricoles, et combien seraient funestes, pour notre avenir scientifique et professionnel, les conséquences d'un pareil état de choses.

Mais je vais plus loin. Je veux laisser à mes antagonistes le champ complétement libre pour ce qui concerne l'enseignement et admettre, pour un instant, avec eux que les études du jeune néophyte ne laisseront rien à désirer et qu'elles seront appropriées, en tout point, au double rôle qui lui est destiné.

Eh bien ! malgré les avantages et les conditions de succès que je lui suppose, voyons ce que serait, scientifiquement et pécuniairement, le *vétérinaire-laboureur*, produit de ce nouveau régime.

Avant de commencer son œuvre et d'entreprendre la mission vulgarisatrice qui lui est confiée, notre jeune *Paturot* devra, d'abord et avant tout, se mettre à la recherche du théâtre sur lequel il préludera à ses futurs exploits. Car je ne vois pas qu'il soit possible d'être agriculteur sans avoir à sa disposition, ou sous sa direction, une étendue quelconque de terrains à exploiter ou à faire exploiter.

On ne fait pas de l'agriculture à la façon des châteaux que l'imagination aime, souvent, à bâtir.... en Espagne !

La question n'a rien de poétique, ni de romantique. Et les brillantes arabesques dont on s'efforce de l'entourer doivent disparaître devant la brutalité des faits et la réalité de l'action, sur lesquels repose toute l'industrie agricole.

Nos adversaires sentent très bien l'impossibilité dans laquelle ils se trouvent de résoudre convenablement cette première question. Ils ne cherchent même pas à l'éluder. Désireux, avant tout, de se tirer d'embarras, ils sautent, à pieds joints, par-dessus cette condition aussi sérieuse qu'inévitable, et ne s'en préoccupent pas davantage.

Aussi viennent-ils dire aux vétérinaires et sans plus de préambule : *Faites-vous agriculteurs.*

Mais, avant de les pousser dans cette voie et de leur donner ce conseil, il serait bon, ce me semble, de s'informer un peu de la position de fortune des parties intéressées et de savoir, au préalable, si les vétérinaires sont à même, pour le plus grand nombre, de se procurer le coin de terre indispensable à la nouvelle industrie qui leur est proposée et qui doit (dit-on sur toutes les gammes) leur donner : Considération et richesse !

N'est-il pas malheureusement avéré que la majorité des vétérinaires se trouvent dans l'impossibilité matérielle la plus complète de remplir cette condition et de satisfaire à cette première exigence, qu'il n'est pas permis d'éluder ?

Trouveront-ils dans leur famille, qui déjà, peut-être, se sera imposée des sacrifices très onéreux pour leur instruction, les ressources pécuniaires qui leur manquent et dont ils auront besoin ?

Mais, s'il en est autrement, vous les mettrez dans la dure nécessité d'implorer près d'autrui un crédit qu'ils ne trouveront peut-être pas, ou qu'ils n'achèteront qu'au prix des plus grands et des plus pénibles sacrifices !

C'est-à-dire que vous les forcerez d'empoisonner leur exis
tence par les soucis et les tracasseries qui ne quittent jamais
celui qui, dans un siècle de mercantilisme et d'argent, comme
le nôtre, est obligé de recourir à la bourse de son voisin ou
de s'incliner, peut-être, devant les honteuses exigences d'un
usurier !

On me répondra, sans doute, que le vétérinaire peut être
agriculteur sans être indispensablement le propriétaire du
sol qu'il exploite. Je le sais. Mais qu'est-ce que cela prouve ?

En admettant que la force des choses, que l'état précaire
de sa position de fortune oblige notre confrère d'accepter
cette condition, si peu en rapport avec une profession libérale
comme celle du médecin, encore lui faudra-t-il apporter une
mise de fonds préalable ? Car je ne sache pas qu'il soit possible de diriger une exploitation quelconque sans faire des
dépenses plus ou moins considérables, non-seulement au
début de l'opération, mais encore quotidiennes et souvent au-
dessus des ressources dont pourrait disposer le nouvel exploi
tant. Le premier *berger* venu se chargera de renseigner nos
antagonistes à ce sujet.

S'il en est ainsi pour ce qui concerne les frais inhérents à
l'agriculture ordinaire (si économique, si méticuleuse, cependant, pour le chiffre des dépenses), que sera-ce, je le demande, lorsqu'il s'agira d'une *exploitation agricole modèle*,
basée sur des principes tout nouveaux, encore inconnus, et
appelée à répandre (gratuitement, bien entendu), parmi ses
voisins, les innovations et les procédés que la pratique aura
sanctionnés par de nombreux et dispendieux essais ?

Toutes ces graves considérations n'arrêtent pas les défenseurs du système que j'attaque.

Tenant à être satisfaits quand même, ils veulent trouver,
à tout prix, des avantages à cette *rêverie*, pour laquelle
ils réclament tous, individuellement, un *brevet d'invention*.

Ainsi, on est allé jusqu'à dire, et cela sérieusement, à ce

qu'il paraît : *Que les propriétaires seraient trop* HEUREUX *de concéder l'exploitation de leurs terres à des vétérinaires-laboureurs, et,* — remarquez bien ceci, — SANS AVANCE DE FONDS *de la part de ces derniers.*

Qu'il faut peu connaître l'humanité, en général, et les propriétaires, en particulier, pour écrire et répandre de pareilles assertions !

Réellement, je crois que l'ingénuité d'une *rosière* et son ignorance des choses de ce monde n'iraient pas plus loin !

Comment ! c'est dans un siècle où le lucre, la spéculation et l'agiot sont les principaux mobiles qui dirigent la conduite de ceux qui possèdent, qu'il vous est possible de trouver, *facilement*, des propriétaires *trop heureux* de faire notre fortune, à la seule condition que nous serons éclairés et instruits ?

Mais chacun ne sait-il pas que, par le temps qui court, on ne mesure malheureusement la valeur de l'homme qu'au poids de l'or qu'il peut faire sonner, et qu'on ne le juge qu'à travers les billets de banque dont il est doublé ?

Parlez de placers, de pépites, de poudre d'or, de sociétés en commandite, d'actions à émettre, etc., oh ! alors, votre voix sera entendue ; votre langage sera compris.

De l'or ! de l'or !.... voilà le cri du public !

La spéculation : voilà sa science de prédilection ! La Bourse et le jeu : voilà son Pactole !

Trouvez le moyen d'irriguer les terres avec des eaux aussi richement *émulsionnées* que le sont celles du Sacramento, et vous trouverez facilement des propriétaires heureux de faire la concession dont vous parlez.

Caressant leurs plus chers désirs et leur offrant un suprême régal, le concessionnaire sera sûr d'être non-seulement encouragé et secouru, mais encore considéré et enrichi.

Tout roule, ici, sur une question d'argent, et c'est se fourvoyer étrangement que de supposer que le mérite scientifique puisse avoir la moindre influence dans un pareil milieu. Le langage de la science ne peut pas être compris dans un monde qui ne parle plus que l'argot de la Bourse, et qui n'accepte rien de ce qui n'a pas reçu le baptême de la coulisse.

Le vétérinaire-laboureur n'aura donc pas plus d'avantages, comme on le voit, et malgré toute l'étendue des connaissances qu'on peut lui supposer, que le *commun* des agriculteurs. Il ne fera, en général, que grossir la liste, déjà trop étendue, des *cultivateurs-fermiers*, qui végètent (s'ils ne se ruinent pas) sous le poids des redevances et des impôts.

Mais, laissons de côté ce point tout métallique de la question qui nous occupe, et voyons l'effet que produiront sur les sciences médicales les études et les exigences qui sont inséparables de toute entreprise agricole. Examinons, en un mot, ce que deviendra le vétérinaire proprement dit, le médecin, lorsqu'il aura endossé la livrée du laboureur.

J'arrive au sujet principal de la thèse que je me suis proposé de soutenir et à une des faces de la question qui mérite le plus de fixer l'attention des vétérinaires.

Ici, comme sur bien d'autres points, ainsi que je l'ai déjà fait remarquer, mes adversaires sont d'une indifférence, d'un mutisme incroyables.... pour ne pas dire plus.

Ayant, sans doute, à cœur de prouver qu'ils sont bien des hommes de notre époque, ils abandonnent.... froidement la science qui les a faits ce qu'ils sont, et ne voient rien autre chose, dans l'alliance sacrilége qu'ils nous proposent, qu'une combinaison financière, qu'une spéculation industrielle, en un mot, qu'une *question d'argent!*

Mais, au risque de passer pour *rétrograde*, je vais essayer de ramener la question, pour ce qui concerne les vétérinaires, sur son véritable terrain, et d'examiner, en quelques mots, ce que mes adversaires feignent de ne pas voir

Les exigences de la pratique médicale sont trop bien connues de tous mes confrères pour qu'il soit utile d'en faire ici le tableau.

Nous savons tous qu'à toute heure du jour et de la nuit nous devons être prêts à répondre aux appels qui peuvent nous être faits, et que ce n'est qu'à la condition d'être scrupuleusement exact et toujours dévoué, que le vétérinaire peut avoir l'espérance de conquérir l'estime de ses clients, de s'attacher leur confiance et de voir s'agrandir son travail.

Tous ses instants, toutes ses veilles, toutes ses préoccupations sont dirigés vers ce but important ; et lorsqu'un résultat favorable vient couronner ses efforts, le vétérinaire ne peut se flatter de conserver et de jouir de son succès acheté, cependant, au prix de tant de sacrifices, qu'à la condition d'être toujours sur la brèche et de s'attacher lui-même à ce pilori désigné sous le nom de clientèle.

Comment, je le demande, le vétérinaire-agriculteur pourra-t-il répondre à toutes les conditions de ce programme, qui, j'ose le dire, n'a rien de forcé ? Le simple bon sens suffit pour faire comprendre qu'il lui sera matériellement impossible de faire face à toutes ces exigences.

Ce n'est pas à l'époque des semailles, des récoltes, lorsque les produits de son exploitation seront en danger de s'avarier ou de se perdre; ce n'est pas, en un mot, lorsque sa présence est indispensable à la ferme et lorsque ses propres intérêts sont engagés, qu'il se déterminera à abandonner ses affaires pour s'occuper des affaires des autres.

Que peut avoir pour lui l'importance du prix, toujours chétif, d'une visite faite, quelquefois à de grandes distances, à un animal malade, comparativement aux pertes qu'une absence souvent répétée pourrait lui occasionner ?

Il ne fera donc de la médecine vétérinaire que lorsque *le temps et ses intérêts agricoles le lui permettront.*

Ses clients devront se soumettre à ces conditions et

ses malades attendre patiemment les convenances de celui qui doit les soulager.

La médecine, je le demande, est-elle viable dans un pareil milieu, et y a-t-il le moindre succès à espérer et le plus petit profit à retirer pour qui voudrait suivre de pareils errements?

Cependant c'est la conséquence logique de la nouvelle situation qui serait faite aux vétérinaires.

Le succès de l'entreprise agricole dans laquelle il s'est jeté sera, en effet, la préoccupation continuelle du nouvel exploitant; car à cette entreprise se trouveront enchaînés, non seulement son présent et son avenir, mais encore le présent et l'avenir de sa famille. Il s'apercevra, de suite, qu'il ne lui est pas possible d'abandonner à des mains étrangères la direction de son exploitation, et que sa présence est indispensable partout et toujours, s'il veut obtenir une sage économie dans la gestion de ses affaires et une rémunération satisfaisante pour les dépenses quotidiennes qui lui sont imposées, aussi bien que pour les fonds qu'il aura nécessairement immobilisés au début de son entreprise.

Il n'en sera pas de même pour ce qui concerne les préoccupations de la pratique médicale. L'entretien d'une trousse n'exige pas grands frais, et il n'aura pas besoin de s'inquiéter de sa position de vétérinaire, qu'un titre inaliénable rend inamovible et qui ne l'expose à aucune spéculation aventureuse.

Son choix ne sera donc pas douteux. Il sera forcément agriculteur et ne considérera plus son titre de vétérinaire que comme une *poire pour sa soif*, que comme une planche de salut qu'il sera sûr d'avoir toujours sous la main.

Peut-être ne prendra-t-il pas cette détermination *forcée* sans éprouver quelques regrets et sans formuler quelques restrictions? — Je me réserve bien, dira-t-il, de faire encore un peu de médecine — dans les moments perdus, par exemple!

Mais cet espoir ne tardera pas à disparaître, et le dernier cri de l'homme scientifique sera bientôt étouffé par la voix haletante de l'agriculteur.

III

Quelles seraient les conséquences de cette abdication ?

Il n'est guère permis de supposer que le titre de vétérinaire soit, à lui seul, un aiguillon suffisant pour exciter notre confrère-laboureur à se maintenir au niveau seulement d'une science à laquelle ne l'attacheraient plus ses propres intérêts, et qu'il ne pourrait cultiver qu'en amateur. Car il faudrait, pour cela, qu'il eût une liberté complète d'action ; beaucoup de temps à son service ; une certaine dose de *feu sacré* et, en outre, qu'il fût dans une position de fortune capable de le mettre au-dessus des préoccupations budgétaires relatives au pot-au-feu et à l'entretien de sa famille. Conditions impossibles, en en conviendra, dans la grande majorité des cas.

N'ayant donc pas les moyens de faire de la science pour la science, c'est-à-dire en amateur, et ses intérêts directs et immédiats ne lui permettant pas de trouver dans la pratique et dans les études médicales une source de revenus capables de grossir son budget, qu'arriverait-il, alors ?

Ceci : c'est que tout ce qui aurait trait aux sciences médicales vétérinaires, serait à peu près mis de côté, et, qu'à l'aide du temps, ce grand dissolvant de toute chose, notre confrère aurait bientôt perdu jusqu'à la trace, peut-être même jusqu'au souvenir de ses études passées !

D'ailleurs, quelles applications pratiques serait-il capable de faire des connaissances qu'il pourrait avoir en anatomie, en physiologie, en pathologie, en chirurgie, en thérapeutique, etc.? Aucunes.

Car, en lui supposant toute la somme de bonne volonté possible, il lui manquerait toujours l'élément sans lequel la médecine et les médecins ne sont presque plus qu'un vain mot : *des malades à guérir !*

On se plaint, et avec raison, de l'incurie dans laquelle se trouvent un trop grand nombre de vétérinaires pour ce qui concerne les choses scientifiques. On dit et on répète bien haut qu'ils ne lisent pas assez; qu'ils négligent et qu'ils ne cherchent même pas à se tenir au courant des faits principaux qui éclosent, à leur insu, dans le champ de la science qu'ils pratiquent.

Je ne veux chercher, ici, ni à amoindrir le mal que produit cette indifférence scientifique, ni à disculper ceux qui, malheureusement, sont rongés par cette plaie dont j'apprécie, autant qu'un autre, la gravité et l'étendue.

Mais que serait-ce, je le demande, si les préoccupations médicales, si minimes qu'elles soient, qui retiennent cependant encore ceux qui sont engagés sur cette pente fatale, étaient remplacées par des préoccupations et des études exclusivement agricoles?

Que mes adversaires répondent à cette question.

L'agriculteur lirait-il avec plus de zèle et avec plus de profit ce que le *vétérinaire* ne lisait pas?

Oh! si j'étais sûr de voir s'opérer une aussi merveilleuse transformation sur les goûts littéraires et sur l'esprit scientifique de notre corporation, je serais, messieurs, le premier à m'écrier avec vous : « Faisons-nous agriculteurs, afin d'être *un peu plus vétérinaires ?*

Mais, hélas! que les choses seraient loin de se passer ainsi.

On ne ferait qu'ajouter de l'incurie à de l'incurie; qu'adjoindre à une indifférence scientifique déplorable, une inaction médicale presqu'obligatoire.

Cette question peut en quelque sorte se poser sous forme de problème algébrique, et se résoudre par la seule application

de cet axiome élémentaire de mathématique : *Moins multi-*
plié par moins donne moins.

De l'indifférence scientifique renforcée par de l'indifférence
scientifique, ne peut produire que quelque chose de pire encore. Et ce *quelque chose* représenterait exactement la situation médicale de celui qui voudrait essayer de mener de front,
les fonctions du vétérinaire et celles de l'agriculteur.

Les quelques exceptions qui pourraient m'être signalées
comme contradictoires, en fait, au principe que j'énonce et
que je soutiens, n'atténueraient ni son importance ni sa
force.

Pour mon compte, je n'ai pas l'avantage de connaître un
seul exemple capable de faire changer mes croyances à ce
sujet. Et je reste convaincu, jusqu'à preuve du contraire,
qu'en examinant attentivement, ceux de ces faits exceptionnels
qui sembleraient être opposés à ce que j'avance, on aurait
bien vite constaté qu'ils sont entachés d'exagération ou d'er-
reur, et qu'à partir du moment où le vétérinaire, quel qu'il
soit, aurait jugé à propos d'adjoindre aux préoccupations médicales, les tracasseries d'une entreprise agricole, il aurait
laissé péricliter et la pratique et les études médicales.

Je pourrais même citer des vétérinaires qui, malgré d'ex-
cellentes études et en dépit de protestations souvent réitérées
de leur part de ne pas négliger les choses ayant trait à leurs
études passées, sont tombés, presque à leur insu et par la
seule influence d'occupations étrangères, dans une inaction
et une atonie scientifiques aussi funestes que déplorables.

Que ces vétérinaires aient fait et fassent même encore d'ex-
cellentes affaires dans le genre d'industrie qu'ils professent,
cela n'a rien d'extraordinaire ni d'étonnant.

Car on voit tous les jours d'autres individus, très peu favo-
risés sous le rapport intellectuel, prospérer d'une manière plus
rapide encore, en pareil cas ; et, cela, sans le secours d'aucun
grade et d'aucun titre.

C'est surtout, lorsqu'elle se permet de faire *une tournée* dans le monde commercial et industriel, que la *fortune* semble avoir à cœur de se servir du bandeau le plus opaque et le plus épais.

Nous savons tous, d'ailleurs, qu'il n'est nullement nécessaire d'avoir l'intelligence aussi bien *garnie* que le portefeuille pour obtenir les faveurs de cette déesse capricieuse.

Mais là n'est pas la question.

Je suis seulement certain d'une chose, c'est que pour ce qui concerne les vétérinaires dont je veux parler, quatre-vingt-dix-neuf fois sur cent *leur titre* n'aura eu aucune influence, ni aucune part dans la réussite de leur entreprise commerciale (agricole ou autre).

La preuve en est que depuis longtemps peut-être ils ont foulé aux pieds ce titre devenu pour eux, je ne dirai pas un fardeau, mais un grade inutile et sans profit.

J'appuie ces assertions sur des faits et sur des faits vivants, ayant encore aujourd'hui toute la force et tout le prestige de l'actualité.

J'ai entendu quelques-uns de ces vétérinaires me confesser avec franchise tout ce qu'il y avait d'impuissance en eux sous le rapport scientifique; et convenir de bonne foi de la nullité médicale dans laquelle ils étaient tombés presque fatalement.

Mais que deviendrait notre profession si un pareil état de chose devait se généraliser?

Comme médecin, comme vétérinaire, notre confrère ne serait donc plus qu'une force virtuelle, fictive ; qu'un levier sans point d'appui. Il ne serait, en un mot, qu'une abstraction, qu'un *eunuque* scientifique, aussi brillamment paré qu'on le voudra; mais pour toujours infécond, et d'une impuissance qui ferait bientôt ressortir sa nullité médicale.

Qui donc pourrait avoir l'inconséquence ou la fatuité de supposer qu'un vétérinaire sorti d'un pareil moule prêterait une oreille attentive au bruit, si retentissant qu'il soit, que laissent après eux les travaux et les découvertes qui viennent agrandir chaque jour le champ de la médecine, et éclairer les pas de ceux qui s'occupent de l'art de guérir?

Débordé de toutes parts, il ne pourrait, tout au plus, que graviter dans le cercle restreint au centre duquel il se trouverait isolé. La limite des sciences médicales, dont on recule chaque jour les bornes, ne lui apparaîtrait plus qu'à un horizon lointain, incommensurable et inaccessible pour lui.

Se sentant incapable de pouvoir reconquérir le temps perdu ; abandonné à son isolement : par ses maîtres, par ses émules, par tous ceux en un mot au milieu desquels il s'était enrôlé en quittant les bancs de l'école, c'est en vain qu'il chercherait à se reconnaître dans les sentiers tortueux de la science.

Du moment où il se déciderait à suivre la voie de l'agriculture (voie que mes antagonistes recouvrent incessamment d'or et de lauriers), médicalement parlant, tout s'éclipserait pour le vétérinaire : travaux et travailleurs !

Une fois pris à cette glue si soigneusement et si savamment masquée, la force des choses l'obligerait à rester, d'abord, parmi les retardataires, avant d'en faire définitivement un déserteur.

Laissez ce portrait exposé, pendant quelques années seulement, à la poussière que le temps ne manquerait pas d'y déposer et d'y incruster d'une manière indélébile, que nous en restera-t-il ? Qu'y reconnaîtrez-vous ?

Plus rien du vétérinaire ! Non, plus rien que les lignes incertaines d'une silhouette méconnaissable !

C'est en vain que ses anciens maîtres y chercheraient les traces de leurs leçons et de leur enseignement. Tout aurait disparu !

Tout : jusqu'au sentiment de dignité, d'honneur professionnel qui n'existe réellement que dans le cœur de ceux qui travaillent, dans la mesure de leurs forces, mais avec courage et persévérance, à l'élévation et à la prospérité de la corporation dont ils font partie.

Un vétérinaire de cette espèce ne serait donc plus qu'un *vétérinaire honoraire*, IMPOSÉ à la science et à notre corporation ; mais que notre corporation et la science répudieraient.

Notre profession ne serait plus, scientifiquement et socialement, qu'un état transitoire, qu'une migration d'un nouveau genre, qu'une chrysalide impuissante dans laquelle se développerait et grandirait, jusqu'à ce qu'il puisse voler de ses propres ailes, l'individu nouveau désigné, par ironie, sans doute, sous le nom de *vétérinaire* agriculteur !

Nous savons, à présent, le cas qu'il faudrait faire de cette double personnalité, sous le rapport médical ; examinons, en terminant, quelle serait son importance pour ce qui concerne l'agriculture.

IV

Voici donc notre confrère arrivé au début de l'importante et difficile mission qui lui est confiée.

Son influence au milieu des campagnes ne soulève aucun doute parmi mes contradicteurs. Ils l'exagèrent même au point de la rendre suspecte aux yeux des gens les mieux disposés à cet égard.

Ainsi, le vétérinaire serait près du cultivateur, nous assurent-ils, un apôtre religieusement écouté, un prophète scrupuleusement obéi, un *missionnaire !* appelé à déchirer le voile d'ignorance qui enveloppe depuis si longtemps l'esprit du paysan, et dont les paroles seraient autant de sentences qui passeraient de bouche en bouche, et qui constitueraient le code agricole auquel le laboureur ne manquerait pas d'avoir recours à tous les instants.

Mais à quel titre notre confrère pourrait-il conquérir une influence aussi merveilleuse au milieu des campagnes?

Serait-ce comme vétérinaire?

Je ne le crois pas. Car, jusqu'à présent, il est permis de de douter qu'un pareil prestige soit un attribut de notre profession. Et, pour qu'il en soit ainsi, il faudrait que les idées et les habitudes de la majorité des cultivateurs changeassent singulièrement pour ce qui nous concerne.

Je ne veux pas, d'ailleurs, répéter ce que j'espère avoir démontré précédemment, à savoir : qu'en pareil cas, le vétérinaire aurait forcément abdiqué ses pouvoirs et ses droits (si minimes qu'ils soient), et qu'il serait déraisonnable de compter sérieusement sur les rapports de clients et clientèle dans cette circonstance, car ces rapports auraient nécessairement disparu.

Du reste, on a tellement bien senti cette vérité, qu'un des défenseurs les plus acharnés du système que je combats a essayé de prouver, au risque d'être inconséquent avec lui-même et au moyen d'un petit raisonnement aussi logique qu'édifiant, à l'égard de son dévouement à notre médecine, qu'à l'aide du système qu'il préconise, la médecine ne serait plus considérée que comme *une chose* tout à fait *secondaire*, qne comme *un complément, un pis-aller!...*

Et cela, d'après l'auteur de cette lumineuse idée, parce qu'il suffirait au vétérinaire de faire de la propagande agricole, pour être *à peu près le maître, en une seule visite, de la plupart des maladies.*

Il n'y aurait plus de cas graves!... plus de pertes ajoute le même auteur.

Je ne traduis pas! je cite des paroles qui ont été écrites et développées quelque part avec un sérieux et un aplomb qui ne seraient qu'une ironie dérisoire à l'adresse du lecteur, s'ils n'étaient ridicules.

Les vétérinaires n'ayant plus de *maladies graves* à combattre, et les propriétaires n'ayant *plus de pertes* à supporter, à quoi serviraient, je le demande, la médecine et les médecins?

A moins de revenir au temps des sybilles et des magiciens, une influence médicale de ce genre n'aurait aucun droit à la confiance publique, et serait sans profit pour l'œuvre de régénération que notre confrère aurait entreprise.

C'est cependant au nom du progrès intellectuel et en plein dix-neuvième siècle, que l'on vient mettre la science et la magie de Cagliostro en parallèle, et transformer le vétérinaire en une espèce de sorcier, en un homme à qui il suffirait d'accepter l'apostolat qu'on lui propose, pour être privilégié du don des miracles !

Son influence médicale étant complétement nulle, il ne resterait donc plus de la double individualité de notre confrère, que l'agriculteur proprement dit. Examinons quelle pourrait-être la puissance de ce missionnaire acéphale sur l'esprit de ses voisins.

Trop pauvre, en général, pour s'adjoindre un représentant consciencieux et instruit, il ne lui serait pas possible de sacrifier une partie de son temps et ses minces revenus, à aller prêcher ceux qui l'entoureraient, et à faire une propagande dont il ne pourrait être l'agent actif, sans porter une atteinte grave à ses propres intérêts. Une pareille marche serait en opposition complète avec les principes sur lesquels doit reposer la direction bien entendue de son exploitation agricole.

De plus, serait-il à même, de travailler utilement à l'instruction agricole des cultivateurs? Aurait-il entre les mains tous les éléments nécessaires à la diffusion des connaissances pratiques et théoriques qu'il serait censé posséder?

Je suis certain que, dans un grand nombre de cas, il ne lui serait pas permis de profiter *lui-même* de certaines innovations utiles, mais d'une application coûteuse, pas plus que d'opérer les améliorations dont son exploitation aurait besoin

Pratiquement, un agriculteur de ce genre ne pourrait pas prêcher d'exemples : ce ne serait donc pas un modèle à suivre. Et nul plus que lui ne serait en droit de dire à ses auditeurs : *Faites comme je dis, mais ne faites pas comme je fais !*

Triste influence que celle-là, et petite autorité que la voix d'un pareil maître.

D'ailleurs, un certain nombre d'agronomes très distingués et très instruits sont répandus sur différents points du territoire français. Ils possèdent, en général, tout ce qui est nécessaire, pécuniairement et scientifiquement, pour mener à bonne fin leur entreprise. Ils s'engagent par goût dans cette voie, et ne reculent devant aucuns sacrifices de temps et d'argent pour atteindre leur but qui, pour le plus grand nombre, est surtout de propager l'instruction agricole parmi ceux qui les environnent. Prestige social, fortune, talents, tout est mis par eux au service de cette noble cause.

Et, cependant, il n'est malheureusement que trop vrai de dire que, souvent, tous ces efforts et tous ces sacrifices sont inutiles.

Peut-on raisonnablement comparer l'influence du vétérinaire-agriculteur à celle de ces agronomes distingués, et supposer que celui qui s'occuperait d'agriculture pour gagner d'abord *la vie de sa famille et la sienne* serait plus sûr d'être écouté et obéi, que l'homme qui se livrerait aux travaux agricoles par goût, par dévouement, sans aucun souci de sa vie présente, et sans préoccupation pour l'avenir ?

Il suffit de poser de pareilles questions pour les résoudre.

Quelle que soit donc la face sous laquelle on envisage la question, *pratiquement*, le vétérinaire-agriculteur ne fera et ne pourra qu'échouer là où de plus puissants ont échoué et échouent malheureusement tous les jours.

Mais l'enseignement théorique, me dira-t-on.

L'enseignement théorique de quoi? de l'agriculture ?

Je n'y crois pas et je nie sa possibilité.

Avant de parler de cet enseignement et d'en préparer l'organisation, faites que l'agriculture soit une *science*. Etablissez-en les principes, les lois fondamentales, les systèmes et les dogmes! Alors, seulement, vous pourrez essayer de l'enseigner dans vos leçons ou dans vos écrits. Mais tant qu'elle ne sera qu'une *industrie* soumise aux habitudes, aux préjugés, aux caprices et aux idées, non seulement d'une province ou d'une localité, mais encore de chaque individu qui s'y livre, toutes vos leçons, toutes vos dissertations, tous vos journaux et tous vos livres sur la matière, ne seront, pour le plus grand nombre des agriculteurs, qu'un échafaudage dressé sans principes, sans règles et sans solidité.

Le cultivateur comprend très bien qu'il ne manquerait pas de s'égarer dans ce labyrinthe au milieu duquel vous voudriez le placer, et dont vous ne connaissez peut-être pas vous-mêmes les issues.

Quelques-uns de nos agriculteurs à la ligne ou à la page ne devraient pas oublier que les meilleures leçons pour le campagnard sont celles qui lui arrivent par les yeux, et bien se convaincre que, si le système proposé par eux était aussi favorable aux intérêts de notre profession qu'ils veulent bien le dire, les vétérinaires n'auraient certes pas manqué, depuis longtemps de profiter d'un bénéfice qu'ils avaient et qu'ils ont encore à peu près tous, soi-disant, sous la main.

Rien ne s'y opposait, et leur mutisme à cet égard est une réponse aussi énergique que décisive, à toutes les combinaisons et à toutes les utopies qui, depuis quelques années, ont été répandues avec tant de profusion et de bruit, dans le monde agricole et vétérinaire.

Personne plus que les vétérinaires n'a intérêt à voir progresser l'agriculture, et à trouver chez les cultivateurs l'instruction dont ils ont besoin et qui, seule, leur fera comprendre l'importance des services que nous pouvons, comme *médecins,* rendre à l'agriculture.

Mais notre rôle vis-à-vis de l'agriculture est, actuellement, tout ce qu'il doit et tout ce qu'il peut rationnellement être. La partie si importante de l'industrie agricole qui comprend : l'hygiène des animaux, leur production, leur élevage, leur amélioration, doit, seule, nous préoccuper et être, de notre part, un sérieux sujet d'études.

Et c'est, surtout, comme médecin que nos conseils et nos instructions auront une importance réelle en pareil cas.

Aussi, mon seul but en livrant ces quelques pages à la publicité, est-il de faire remarquer à mes lecteurs, combien serait funeste pour l'avenir de notre médecine, l'union insolite qui nous est proposée, et combien serait stérile pour l'agriculture, la consommation d'un pareil sacrifice.

La vétérinaire est une science faite, définitivement établie sur des bases solides et durables. Recouverte encore de la poussière que tant de siècles ont laissée sur elle, nous ne devons pas la laisser transplanter sur un autre terrain que celui sur lequel le génie de Bourgelat la fit éclore. Elle a toute la vigueur de la jeunesse et n'a besoin que d'une seule chose : d'être servie avec ardeur, avec courage et conviction.

Si des déceptions nous attendent lorsque nos voix s'élèvent en commun pour la protéger et la défendre, il ne faut pas que ce soit un sujet de défaillance et de découragement.

C'est, au contraire, dans ces moments difficiles que nous devons, tous, réunir nos efforts en un seul faisceau, et travailler ensemble avec plus de courage et de persévérance à la défense de la cause commune.

Les théories et les clameurs de quelques faux-frères ne doivent pas plus nous inquiéter que l'indifférence et l'atonie de ceux qui, par position, devraient avoir, sinon l'honneur de l'initiative, du moins le faible courage de la reconnaissance, lorsqu'il s'agit de soutenir des idées généreuses et de proposer des mesures profitables à l'avenir d'une science à laquelle ils doivent tout, et qu'ils paient d'ingratitude.

Laissons les uns pérorer sur leurs tréteaux, et les autres se prélasser avec délices au milieu des adulateurs et des courtisans qui les entourent.

C'est à nous, humbles travailleurs, à nous, les parias de la science, à serrer nos rangs et à ne former qu'une seule et grande famille!

L'élan est donné! Soyons les sentinelles et les vigilants gardiens du temple!

Chassons-en impitoyablement les trafiquants.

N'oublions pas, surtout, que nous sommes médecins, que nous sommes *guérisseurs,* puisqu'on nous appelle ainsi.

Ayons conscience de l'importance et de la difficulté de notre mission! Et restons convaincus que l'art et la nécessité de guérir survivront à toutes les théories creuses qui tendent à en faire méconnaître l'utilité.

FIN.

Extrait de la CLINIQUE VÉTÉRINAIRE.

PARIS, —Imp. FÉLIX MALTESTE et Cie, rue des Deux-Portes-Saint-Sauveur, 22.